BEI GRIN MACHT SICH IHR WISSEN BEZAHLT

AF137957

- Wir veröffentlichen Ihre Hausarbeit,
  Bachelor- und Masterarbeit

- Ihr eigenes eBook und Buch -
  weltweit in allen wichtigen Shops

- Verdienen Sie an jedem Verkauf

Jetzt bei www.GRIN.com hochladen und kostenlos publizieren

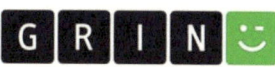

Dominik Dautzenberg

Suchtprävention bei Jugendlichen im Rahmen der Verhaltensprävention

GRIN Verlag

Bibliografische Information der Deutschen Nationalbibliothek:

Die Deutsche Bibliothek verzeichnet diese Publikation in der Deutschen National-
bibliografie; detaillierte bibliografische Daten sind im Internet über http://dnb.d-
nb.de/ abrufbar.

Impressum:

Copyright © 2011 GRIN Verlag GmbH
Druck und Bindung: Books on Demand GmbH, Norderstedt Germany
ISBN: 978-3-656-02390-6

Dieses Buch bei GRIN:

http://www.grin.com/de/e-book/179851/suchtpraevention-bei-jugendlichen-im-
rahmen-der-verhaltenspraevention

GRIN - Your knowledge has value

Der GRIN Verlag publiziert seit 1998 wissenschaftliche Arbeiten von Studenten, Hochschullehrern und anderen Akademikern als eBook und gedrucktes Buch. Die Verlagswebsite www.grin.com ist die ideale Plattform zur Veröffentlichung von Hausarbeiten, Abschlussarbeiten, wissenschaftlichen Aufsätzen, Dissertationen und Fachbüchern.

Besuchen Sie uns im Internet:

http://www.grin.com/

http://www.facebook.com/grincom

http://www.twitter.com/grin_com

Inhaltsverzeichnis:

1. Einleitung

Ich habe mich für das Thema „Suchtprävention bei Jugendlichen im Rahmen der Verhaltensprävention" entschieden, da ich seit 2007 auf einer Station für die Behandlung von illegalen Abhängigkeitserkrankungen arbeite und dadurch viele Menschen kennen gelernt habe, die täglich mit den in der Öffentlichkeit vorherrschenden Klischees über Abhängige konfrontiert sind. Drogenabhängige werden in den Medien, und somit auch in der Gesellschaft, oft falsch dargestellt. So konsumieren nur die wenigsten Abhängigen aus Lust bzw. Spaß am Rauscherleben. Dieses Erleben ist auch nur in den wenigsten Fällen der Grund für den Beginn einer „Drogenkarriere". Da es sich in der Behandlung auf der Station allerdings um die Tertiärprävention handelt, möchte ich im Rahmen dieser Arbeit einen Schritt zurück gehen und die Primärprävention bei Jugendlichen beleuchten. Jugendliche werden im Rahmen ihrer Entwicklung mit so vielen verschiedenen Einflüssen konfrontiert, dass hier der Schwerpunkt in der Anwendung von Suchtprävention liegen muss. Neben meiner Arbeit auf der Station im Alexianer Krankenhaus Aachen arbeite ich so mit einem weiteren Krankenpfleger in dem Projekt „Alex meets school". Hier laden wir verschiedene Schulklassen zu einem konstruktiven Austausch mit Abhängigen von illegalen Substanzen auf die Station ein. Dieses Projekt werde ich im Rahmen der Arbeit näher vorstellen. Im ersten Teil dieser Arbeit werde ich die verschiedenen Arten von Prävention in Bezug auf die Störungen in Folge von Abhängigkeitserkrankungen und das Themengebiet der Abhängigkeitserkrankungen zusammengefasst vorstellen, bevor ich im zweiten Teil dieser Arbeit meinen Schwerpunkt auf die Prävention von Abhängigkeitserkrankungen bei Jugendlichen lege.

2. Terminologie und Epidemiologie

Bevor ich auf die verschiedenen Präventionsmodelle eingehe, werde ich einleitend Definitionen zu „Substanzbezogenen Störungen" und die verschiedenen Definitionen der „Prävention" vorstellen:

„Substanzbezogene Störungen" ist ein Sammelbegriff für alle negativen Auswirkungen des Gebrauchs von psychotroper Substanzen. Einbezogen sind dabei somatische und psychische Auswirkungen. Soziale Probleme als Folge vom Gebrauch psychotroper Substanzen (außer Tabak) inbegriffen. *(vgl. Bühringer und Bühler, 2008, S. 249)*

Zu den psychotropen Substanzen zählen u.a. Alkohol, Cannabis, Kokain, Heroin, Amphetamine und Stoffe aus der Gruppe der Halluzinogene.

Das Hauptziel von präventiven Maßnahmen ist die Vermeidung eines „schädlichen Gebrauchs" bzw. eines „Abhängigkeitssyndroms" nach den Kriterien des ICD-10 *(vgl. Dilling et al., 2000)*.

„Beim „schädlichen Gebrauch" muss eine psychische oder somatische Störung über zumindest zwölf Monate aufgetreten sein, beim „Abhängigkeitssyndrom" müssen drei von sieben Merkmalen (Toleranzentwicklung, Entzugssymptome, häufige Einnahme in größeren Mengen oder längeren Zeiträumen, anhaltender Wunsch/erfolglose Versuche, den Gebrauch zu verringern/zu kontrollieren, hoher Zeitbedarf für die Substanzbeschaffung, Aufgabe/Einschränkung wichtiger Aktivitäten, fortgesetzter Gebrauch trotz Kenntnis negativer Auswirkungen) der körperlichen und psychischen Abhängigkeit zutreffen"

(Bühringer und Bühler, 2008, S. 249).

Die Prävention in der praktischen Arbeit mit Suchterkrankungen wird nach Uhl in drei verschiedene Formen unterteilt:

1. Primärprävention: Allgemeine Prophylaxe an unselektierter Personengruppen

2. Sekundärprävention: Prophylaxe an Hochrisikogruppen vor der Krankheitsmanifästation

3. Tertiärprävention: Maßnahmen nach der Krankheitsmanifestation

Die Tertiärprävention gliederte Uhl weiter auf in:

1. Tertiärpräventionstyp A: Behandlungsmaßnahmen
2. Tertiärpräventionstyp B: Rückfallprohylaxe

(vgl. Uhl 2005, S. 39- 40)

Strasser teilte 1978 die allgemeine Prophylaxe auf in:

1. Primordialprävention: zielt auf Veränderungen gesellschaftlicher Risikofaktoren
2. Primärprävention: ausgerichtet auf unselektierte Individuen

(vgl. Strasser 1978, S. 225-230)

Um die Wichtigkeit von Suchtprävention bei Jugendlichen zu unterstreichen, werde ich im Folgenden diesbezüglich beispielhafte Fakten aufführen. Alle Fakten beziehen sich auf die Bevölkerung der BRD:

- Etwa 3,3 Millionen Personen zwischen 18 und 64 Jahren weisen eine alkoholbezogene Diagnose „schädlicher Gebrauch" oder „Abhängigkeitssyndrom" auf.
- 16,6 Millionen Personen sind Raucher.
- 1,9 Millionen sind Medikamentenabhängig, 175000 von illegalen Substanzen, 240000 von THC.
- Pro Jahr verliert die deutsche Bevölkerung 1,5 Millionen Jahre Lebenserwartung alleine durch Tabak.

(vgl. Bühringer und Bühler, 2008, S. 249)

3. Die Säulen der Prävention

Die „Suchtprävention" beruht in Deutschland auf drei Säulen:

1. Reduktion des Angebotes (Verhältnisprävention):

    Die „Reduktion des Angebotes" wird in Deutschland durch den Staat gelenkt. Durch hohe Preisgestaltung und Besteuerungen sowie einen strengen Jugendschutz soll der Zugang zu Suchtstoffen wie Alkohol und Zigaretten erschwert werden.

2. Reduktion der Nachfrage (Verhaltens- und Verhältnisprävention):

   Die „Reduktion der Nachfrage" ist unter anderem Aufgabe der verschiedenen Präventionsprogramme. So sollen Jugendliche zum Beispiel durch Kompetenzförderung lernen Suchtstoffe abzulehnen. Auch sollen Jugendlichen adäquate Rahmenbedingungen für die Bewältigung entwicklungspsychologischer Aufgaben haben.

3. Problembewusstsein der Bevölkerung fördern:

   Die Bundesregierung fördert verschiedene Präventionsprogramme und startet über die BzgA Kampagnen, die auf die Folgen von Drogenkonsum aufmerksam machen sollen und mögliche Verbraucher abschrecken.

   (vgl. Bühringer und Bühler, 2008, S. 253-254)

4. Suchtprävention bei Jugendlichen im Rahmen der Verhaltensprävention

Jugendliche sind eine der wichtigsten Zielgruppen in der Suchtprävention. Studien haben gezeigt, dass ein Konsummuster nicht zufällig entsteht, sondern eng mit den Entwicklungsaufgaben von Jugendlichen verknüpft ist. Problematische Konsummuster können sich entwickeln, wenn Jugendliche die Substanz funktional für bestimmte Ziele einsetzen. Zum Beispiel möchten viele Jugendliche mit dem Rauchen den Status von Erwachsenen demonstrieren. Ein erhöhtes Risiko besteht nach der „Problemverhaltenstheorie" von Jessor *(2001, S.61-78)* dann, wenn einzelnen Jugendlichen Ressourcen für eigene Herausforderungen fehlen. Daraus resultierende Misserfolgserlebnisse können in einer Gruppe zur Ausgrenzung führen. Durch Konsum versuchen diese Jugendlichen häufig fehlende Anerkennung zurück zu gewinnen.

Moderne Präventionsprogramme beinhalten den Abbau von Risikofaktoren und die Förderung der Schutzfaktoren des Jugendlichen. So soll es Jugendlichen einfacher gemacht werden eine Identität aufzubauen, die auf einem stabilen Selbstwert beruht. Zudem geht es um den Erwerb persönlicher Fähigkeiten, mit denen Entwicklungsaufgaben wie der Aufbau von Freundschaftsbeziehungen, der Aufbau eines eigenen Wertesystems, der Aufbau der Schul- und Berufskarriere oder die Bewältigung der körperlichen Entwicklung verknüpft sind.

Hier einige Beispiele für Risiko- und Schutzfaktoren:

Risikofaktoren	Schutzfaktoren
Frühe psychische Störungen	Kommunikationsfertigkeiten
Missbrauchsverhalten in der Familie	Positive Stressbewältigung
Einfluss der Peer Gruppe	Risikowahrnehmung
Verfügbarkeit von Substanzen	Selbstbewusstsein

(vgl. Bühringer und Bühler, 2008, S. 252)

Um dem Abbau der Risikofaktoren und dem Aufbau der Schutzfaktoren in Präventionsprogrammen gerecht zu werden, hat das „National Insitute of Drug Abuse" im Jahre 1997 207 verschiedene Präventionsprogramme von Schulen ausgewertet und Qualitätsmerkmale zusammengestellt.

1. Lebenskompetenztraining:

   Jugendliche sollen substanzspezifische (Ablehnen von Drogen) und substanzunspezifische (positive Stressbewältigung) Fähigkeiten trainieren.

2. Betonung von Normen:

   Mitglieder einer Gruppe verpflichten sich gegenseitig zu bestimmten Verhaltensweisen wie z.B. den Verzicht auf Zigaretten.

3. Interaktive Durchführung:

   Die Schüler sollen sich aktiv mit den Inhalten auseinandersetzen. So wird z.B. mit Rollenspielen das Ablehnen von Drogen trainiert.

4. Risiko- und Schutzfaktoren:

   Das Vermindern von Risikofaktoren und das Fördern der Schutzfaktoren steht für das Programm im Mittelpunkt.

5. Zielgruppenspezifität:

   Das Programm berücksichtigt Alter, Entwicklungsstand und Geschlecht der Zielgruppe.

6. Frühzeitiger Beginn und langfristiger Ansatz:
   Idealerweise sollten Präventionsprogramme die gesamte Entwicklung von Kindern und Jugendlichen begleiten. Die Förderung von Schutzfaktoren soll hier immer im Mittelpunkt stehen.

7. Umfassender Ansatz:
   Die Familie und der soziale Nahbereich (z.B. Sportverein) sollen mit einbezogen werden.

(vgl. Bühler und Kröger 2006)

Das bisher erfolgreichste und meisteingesetzte Präventionsprogramm in Schulen ist das Programm ALF (Allgemeine Lebenskompetenzen und Fertigkeiten). Es wird im fünften und im sechsten Schuljahr durchgeführt und enthält detaillierte Stundenbeschreibungen für die Lehrkraft.

Folgende Themen stehen im Mittelpunkt:

- sich kennen lernen und wohl fühlen,
- Informationen zum Rauchen und Alkohol,
- Gruppendruck widerstehen,
- Kommunikation und soziale Kontakte,
- Gefühle ausdrücken.

Die Unterrichtseinheiten sind in diesem Programm sehr interaktiv zu gestalten. So sollen die Schüler in einer Einheit zum Beispiel Drucksituationen simulieren und diese Situation reflektieren. Dadurch schulen die Schüler ihre Selbstwahrnehmung und lernen ihre Stärken und Schwächen kennen (vgl. SCHULE).

Leider gibt es nur wenige Präventionsprogramme für Jugendliche aus den älteren Jahrgängen. Diese sind oft sehr theoretisch gehalten und bieten den Jugendlichen wenig neue Einsichten und Möglichkeiten sich kennen zu lernen. Die Alexianer Krankenhäuser Aachen und Köln bieten deshalb seit drei Jahren das Programm „Alex meets school" an. Hier werden Schüler aus den Jahrgängen 9-13 auf die Station für Abhängige von illegalen Substanzen eingeladen. Auf der Station haben die Jugendlichen die Möglichkeit mit Patienten ins Gespräch zu kommen. Patienten berichten von ihrer „Drogenkarriere" und bieten den Schülern die Möglichkeit hinter die Fassade eines Drogenabhängigen zu schauen und eventuell vorhandenes „Schubladendenken" abzubauen. Zudem können die Schüler sich freiwillig in simulierte Drucksituationen mit Patienten begeben und ihr Verhalten altersgerecht kennen lernen. Mit den Schülern laufen zuvor zwei Unterrichtseinheiten zum Thema „Abhängigkeitserkrankungen". Hier werden die Schüler von zwei Gesundheits- und Krankenpflegern gezielt vorbereitet und an das Thema „Psychiatrie" herangeführt. 2010 erhielt dieses Projekt den mit 5000 Euro dotierten Elisabeth-Preis der Caritas Stiftung im Erzbistum Köln.

5. Fazit:

Die Suchtprävention bei Jugendlichen ist ein sehr umfassendes und kompliziertes Thema. Deswegen scheint es logisch Präventionsprogramme in der Schule anzusiedeln. Immerhin können hier die meisten Jugendlichen über einen längeren Zeitraum erreicht werden. Auch haben die Jugendlichen in Form von Lehrern ständige pädagogische Begleitung und über diese auch eine Verknüpfung zur Familie. Allerdings gibt es auch Jugendliche, die sich der Schule verweigern oder diese sehr früh abbrechen. Faktisch sind diese nicht mehr zu erreichen. Dies ist vor allem ein Problem, da diese im Hinblick auf den Missbrauch überdurchschnittlich gefährdet sind. Zudem findet der Großteil des Konsums nicht in der Schule statt. Den Jugendlichen müssen also Alternativen zum Drogenkonsum wie Sportvereine aufgezeigt werden, die die gleichen Funktionen wie der Drogenkonsum erfüllen können. In diesen Alternativen müssen die Jugendlichen neben der Schule in persönlichen und sozialen Kompetenzen gefördert werden, um das Verlangen und die Lust auf das ausprobieren psychoaktiver Substanzen zu minimieren. Nur ausgestattet mit diesen Kompetenzen können die Jugendlichen dem zunehmenden Leistungsdruck standhalten und ihre Entwicklung altersgerecht vollziehen.

6. Literaturverzeichnis:

Bühringer, G. / Bühler, A. (2008): Prävention von Suchtkranken, in: Hurrelmann, K. / Klotz, T. / Haisch, J.: Lehrbuch Prävention und Gesundheitsförderung: 3. vollständig überarbeitete und erweiterte Auflage. Bern: Hans Huber Verlag

Bühler,A. / Kröger,C. (2006): Expertise zur Prävention des Substanzmissbrauchs. (Forschung und Praxis der Gesundheitsförderung, Band 29). Köln: BzgA

Dilling,H. / Mombour,W. / Schmidt, M.H. / Schulte-Markwort,E. (2000): ICD10. Göttingen: Hogrefe und Huber

Jessor,R. (2001): Problem behavior theory. In J. Raithel(HG.): Risikoverhaltensweisen Jugendlicher. Opladen: Leske + Budrich

National Institute of Drug Abuse (NIDA) (1997):Preventing drug use among children and adolescents, Washington: NIH

Strasser,T. (1978): Reflections on cardiovasculardiseases. InterdisciplinaryScience Reviews, 3

Uhl,A. (2005): Präventionsansätze und –theorien. Wiener Zeitschrift für Suchtforschung, 28

www.schule-bw.de/lehrkraefte/beratung/suchtvorbeugung/ informationsdienst/info15/I15234.pdf